Introdução aos métodos dos ensinamentos segundo Grigori Grabovoi

„Salvação geral e desenvolvimento harmônico"

Svetlana Smirnova

e

Sergey Jelezky

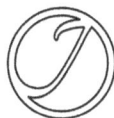

Jelezky Publishing, Hamburg

www.jelezky-publishing.eu

1ª Edição

Primeira edição em alemão, Julho de 2011

©2011-2014 edição alemã
Jelezky Publishing, Hamburg
Sergey Eletskiy
www.svet-centre.com

Desenho artístico da capa: Sergey Jelezky
www.jelezky.com

ISBN: 978-3-943110-91-3

Outras informações em relação aos conteúdos:

SVET Center, Hamburg

www.svet-centre.com

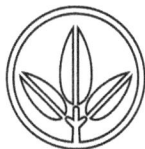

Conteúdo

1784121

Os ensinamentos segundo Grigori Grabovoi sobre a salvação geral, o desenvolvimento harmônico e evitar catástrofes globais

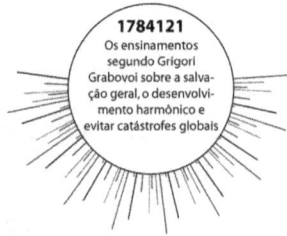

1784121

Os ensinamentos segundo Grigori Grabovoi sobre a salvação geral, o desenvolvimento harmônico e evitar catástrofes globais

„*Homem!*
Você é o mundo. Você é a Eternidade.
Você tem forças imensas.
Suas possibilidades são infinitas.
Você é a incorporação do Criador.
Sua vontade está dentro de você,
através da Sua determinação você transforma o mundo.
Seu amor está dentro de você,
Ame tudo que vive igual a Ele que te criou.
Não amargure seu coração, pense o bem, faça o bem.
O bem voltará com vida longa.
O amor dá a imortalidade de presente,
a fé e a esperança, a sabedoria.
Com a fé e o amor
suas forças invisíveis revigorarão.
E você vai alcançar aquilo que está sonhando
a imortalidade, esse é o rosto da vida.
Igual como a vida, esse é o rastro da eternidade.
Crie para viver na eternidade.
Viva para criar a eternidade. "

Grigori Grabovoi

Caros leitores,

Há mais de 11 anos estamos trabalhando com muito sucesso com os ensinamentos, métodos e tecnologias de Grigori Grabovoi. Em 2010 publicamos em alemão „Métodos de cura com a ajuda da consciência", onde ele oferece uma primeira introdução de seu método.

Dando continuidade ao nosso trabalho, lançamos „Introdução para os métodos segundo os ensinamentos de Grigori Grabovoi", cujo tema principal é „Salvação e o Desenvolvimento Harmônico do Mundo Interno e Externo". Neste segundo lançamento Grabovoi continua estimulando as pessoas a transformar seus pensamentos para evitar catástrofes, representando a força propulsora na Terra, para proteger e manter o espaço vital, as circunstâncias de vida e de todos os seus participantes.

Segundo Grabovoi, cada pessoa pode se tornar „dono" do seu destino controlando ativamente os acontecimentos da sua vida, inclusive da saúde individual e coletiva, através da alma, do espírito (mente) e da consciência. Os seminários e a literatura oferecidos por nós, têm esse mesmo objetivo. Na prática não se trata especificamente de meditações mas da concentração consciente, do pensamento ativo e direcionado para um objetivo determinado para resolver uma meta individual que nós mesmos nos propomos, que nos interessa ou que nos foi dado por uma força maior. Um aspecto parcial disso é sempre o bem-estar de todos os elementos que participam no universo, porque no contexto da „Norma da Criação", a qualidade dos nossos pensamentos acelera - ou atrasa - o alcance de resultados pessoais.

Na medida universal existe somente uma meta, o desenvolvimento eterno e infinito na consciência do amor ilimitado de Deus, cujo produto somos nós, e nas qualidades de Deus podemos e devemos nos desenvolver internamente

como também desenvolver nossas ações. A partir disso, entendemos que tudo sempre acontece da melhor forma. Grabovoi escreve: „**A meta (da vida)** consiste em transferir o conhecimento da alma para o consciente de uma forma lógica, e usá-lo objetivamente."

Para isso precisamos do conhecimento que vem do Criador! Todos os métodos da salvação, da auto-regeneração e do controle da própria situação que Grabovoi fornece para as pessoas, baseiam-se no conhecimento único e específico que ele recebeu do Criador. Esse conhecimento único e específico está sendo expressado na linguagem da ciência moderna. "Grabovoi não somente desenvolveu métodos para a salvação da humanidade. Seu maior mérito é sua definição das leis desse mundo pesquisando o mundo sutil. Muitos cientistas desconhecem o mundo sutil, porém, podemos trabalhar com esse mundo dominando o conhecimento sobre suas leis." (veja também: W.J. e T.S. Tichoplaw: „Os ensinamentos de Grabovoi. Teoria e Prática. Volume 2) Grabovoi descreve em seu livro „Estruturas do nível da informação criativa praticada" como o ser humano é composto (gerado). Nesse livro está descrito também que o ser humano se encontra em relação e correlação direta com todo o universo (realidade externa) através das suas estruturas espirituais. Compreendendo essas correlações espirituais e estruturais percebemos que cada pessoa está conectada inseparavelmente com o mundo inteiro através do seu pensar, sentir, e sua ação como causa gerando um efeito (transformação) nesse mundo. Além disso, uma transformação da realidade externa causa também uma transformação da realidade interna no ser humano.

Levando em consideração o desenvolvimento da nossa consciência, todos os acontecimentos negativos, por exemplo, inclusive doença, são „aprendizados", que precisamos vivenciar para estruturar a nossa consciência para poder realizar com êxito a tarefa de Deus, o desenvolvimento eterno e harmônico da realidade.

Esse segundo livro foi escrito para ajudar o leitor a realizar mais facilmente seus objetivos pessoais, já que os métodos de Grabovoi não são sempre fáceis. Ele deve ajudá-lo a entender e usar melhor os métodos e as técnica. Esses métodos podem ser usados de forma preventiva ou no sentido de um trabalho positivo, determinado para a saúde pessoal, espiritual (mental) e material, apoiando, assim, ativamente a salvação e o desenvolvimento harmônico do Todo. Apoiamos você com muito prazer nesse caminho das suas metas pessoais!

Saudações
Svetlana Smirnova   Sergey Eletskiy

SVET-Zentrum, Hamburg
(Academia privada para o Ser Humano)

„Os Ensinamentos segundo Grigori Grabovoi sobre a Salvação e o Desenvolvimento Harmônico"

Um objetivo dos ensinamentos „Salvação Geral e Desenvolvimento Harmônico" segundo Grigori Grabovoi é tanto a salvação geral como também a salvação de cada pessoa; trata-se de assegurar um desenvolvimento eterno, criativo e harmônico. Um ponto forte nos ensinamentos de Grabovoi é o impedimento real de uma possível catástrofe global.

„A realização prática dos meus ensinamentos tem como base que o aluno determine a salvação de todos e evite uma catástrofe global através da sua consciência, realizando paralelamente seus objetivos pessoais. Durante esse processo, a luz da consciência abrange a luz de um acontecimento qualquer e de seu controle criativo. Quanto mais forem usados os métodos e as tecnologias dos ensinamentos segundo Grabovoi para alcançar seus objetivos, melhor para a salvação de todos. Por isso, é possível alcançar o resultado desejado rapidamente ao usar e divulgar os ensinamentos de Grabovoi, pois vale a lei: „Cada um que agir no sentido de todos, recebe do Criador a sua parte."
(Grigori Grabovoi: „Curso básico da estruturação da consciência")

O universo inteiro é composto de objetos informativos, o mundo inteiro é um sistema informativo muito complexo. Informações ocupam o papel principal na vida de cada pessoa. Todos os seres vivos nesse Planeta encontram-se a partir do seu nascimento até o fim de sua existência, em forma de um objeto informativo dentro de um campo informativo. A vida nessa Terra seria impossível se os seres vivos não recebessem informações do meio externo, se eles não soubessem processá-las, usá-las e transferi-las para outros objetos informativos.

Todos os objetos no mundo estão correlacionados através de relações informativas. Por isso, mudando alguma conexão no seu princípio, todo o sistema pode ser transformado. Grabovoi desenvolveu o controle consciente de sistemas. O ponto central disso é a influência sobre o sistema informativo e da percepção do ser humano. Segundo Grabovoi, o volume informativo total é composto de informações da matéria, da consciência e do meio externo. A alteração do conteúdo informativo de uma dessas formas causa a transformação correspondente das informações nas outras formas.

Tanto o ser humano como a doença são objetos informativos, e qualquer situação representa a totalidade dos objetos informativos e suas correlações ao redor dele. O ser humano, com sua capacidade de pensar e ser capaz de criar tudo, pode criar qualquer objeto informativo, preenchê-lo com as qualidades e virtudes necessárias e interagir através delas com o campo interativo externo. Resumindo: Os seres humanos controlam tudo em geral! Devemos mencionar ainda, que fazemos permanentemente um controle determinado - porém inconsciente - de informações. E exatamente esse controle nos salva de catástrofes e cataclismos (catástrofes muito grandes e totalmente destruidoras).

Quando o ser humano une conscientemente seus objetivos pessoais com a meta global, acontece a passagem do nível físico do controle para o sistema do pensar. Conforme a tecnologia existente o próprio pensar torna-se o controle.

- **Pergunta para Grabovoi: O que é doença?**

- Uma doença é um desequilíbrio entre os desejos e as necessidades, de um lado, e as metas existentes no mundo, de outro. A doença deve ser observada

sob o ponto de vista das correlações harmônicas no mundo. Quando de alguma forma a harmonia está sendo ferida, é gerado mal-estar.

- Grabovoi, como você entende saúde?

- Saúde é um estado da realidade no qual as correlações entre as pessoas e o mundo externo representam a maior harmonia possível. Porém, saúde não somente é o estado físico, ela é tanto um fenômeno moral como também social, e até político. Saúde é um sistema de correlações, e dentro desse sistema existe o corpo saudável.

(G.P. Grabovoi: „As tecnologias da salvação", entrevista com Grigori Grabovoi)

No decorrer dos seminários desenvolvemos um dicionário relacionado aos conceitos existentes nos livros e seminários de Grabovoi. Esse dicionário vai ajudar a entender melhor o sentido das informações apresentadas. O entendimento de conceitos como „alma", „espírito (mente)", „consciência" „percepção" e „corpo físico" foram extraídos de livros e palestras de Grabovoi. Trata-se de conceitos-chave básicos, cujo sentido não é encontrado facilmente nos dicionários dos séculos XX e XXI.

A alma é aquela „substância" que o Criador fez como um elemento eterno do mundo conforme a própria eternidade do mundo. A alma é inabalável, ela existe em forma de estrutura organizada do mundo e, por isso, dela sai em princípio, a reprodução de conceitos como „espírito (mente)". Assim podemos dizer que o espírito é igual às ações da alma. Por isso podemos transformar a alma aprimorando a base espiritual no sentido do desenvolvimento do mundo. Um dos princípios da " ressuscitação" diz que a vida eterna necessita do desenvolvimento da alma. Realmente: Na vida eterna - conforme o desenvolvimento do ser humano e da sociedade – são geradas novas metas. Por isso, o desenvolvimento da alma é absolutamente necessário para que o ser humano possa processar os novos desafios adequadamente. A alma é uma obra pessoal do Criador - ela é a luz do Criador (da Criação). A alma existe num certo espaço „absoluto" em que Deus, o Criador, a criou.

A consciência é uma estrutura que permite à alma controlar o corpo. A alma, cuja parte material é o corpo, age em conjunto com a realidade através da estrutura da consciência. Em um sentido mais abrangente, a consciência é uma estrutura que une o mundo espiritual e material. Através da transformação da consciência podemos transformar também o espírito (mente) e, com isso, as ações: Como a alma é parte do mundo, ela está presente em qualquer acontecimento. A transformação da consciência humana causa uma transformação de todos os elementos do mundo. O desenvolvimento do ser humano, ou seja, seu aperfeiçoamento, está correlacionado com o desenvolvimento da sua consciência. Assim, a meta principal do ser humano é a transformação do estado da sua consciência e a elevação para estados de consciência cada vez mais altos.

Um termo-chave no Evangelho é „O Reino de Deus". Em primeiro lugar, o Reino de Deus é esse estado elevado da consciência e a elevação para níveis de consciência cada vez mais altos é o caminho verdadeiro para Deus. Aqui se mostra também o significado da frase „O Reino de Deus está dentro de nós": Se o „Reino de Deus" é um estado elevado da consciência, ele também está dentro de nós. Quando Jesus dizia „Acordem", ele queria dizer isso literalmente, porque o estado normal de alerta representa um estado onírico profundo em comparação aos estados elevados da consciência - comparável ao sonhar no estado de alerta e do sonhar no estado onírico.

A verdadeira consciência é uma consciência que espelha a realidade do mundo, num contínuo infinito de tempo e espaço. Essa consciência possibilita a vida eterna e o desenvolvimento eterno. A consciência verdadeira espalha o sistema do desenvolvimento do mundo num tempo eterno e num espaço igual adequado, e possui a virtude de refletir a realidade inteira em cada segmento - que é o princípio do holograma. A consciência verdadeira se desenvolve agregada ao desenvolvimento espiritual. Não devemos esquecer, porém, que mesmo a célula mais minúscula está conectada ao macrocosmo. Além disso, conforme a lei das correlações gerais, transformações no micro-nível podem migrar para o macro-nível.

A consciência ampliada é um estado no qual a percepção se expande e começa a abranger o nível inteiro da consciência.

A percepção é uma parte da consciência, um instrumento de controle que projeta a realidade da consciência individual.

A matéria é o passado da consciência.

Exercícios de concentração e controle da informação para regeneração da norma

A concentração da própria consciência pode causar uma transformação radical da estrutura do mundo inteiro.

Através da concentração da consciência podemos, por exemplo, transformar qualquer órgão do corpo ou transformar o estado desse órgão, ou seja, curá-lo.

Conforme o trabalho da pessoa consigo mesma, conforme seu desenvolvimento, conforme seu poder espiritual, a concentração da sua consciência aumenta cada vez mais.

Aqui a concentração da consciência significa o aumento da densidade informativa, o aumento do conteúdo informativo e a união do espaço.

Quando a concentração da consciência em algum espaço alcança um certo valor no decorrer do desenvolvimento humano, esse espaço começa a subordinar-se ao ser humano, o espaço passa a submeter-se à consciência dessa pessoa. Nesse momento também a estrutura do mundo se transforma: O mundo não determina a estrutura do ser humano, e sim o ser humano é quem a determina.

Quando a concentração da consciência é maior que a concentração da matéria (por exemplo, um carro) o ser humano torna-se indestrutível. Pensamentos, palavras e ações do ser humano tornar-se-ão o elemento principal; carros, prédios, planetas e outros objetos materiais, por sua vez, tornar-se-ão elementos segundários. Isso representa o próximo nível da existência.

Por isso transmito esses novos conhecimentos, para que o ser humano, ao assimilar esse novo sistema de conhecimento, possa controlar o mundo.

Este será um nível totalmente diferente da existência. Não haverá mais decomposição, os processos serão totalmente diferentes. Serão processos de renovação dos mundos, processos onde o eterno gera eternidade, onde o estado da eternidade é transferido para o estado da próxima eternidade.

Nesse caso a consciência vai ser comprimida fortemente até que aumente muito a velocidade da troca informativa, causando como resultado final estruturas totalmente diferentes: estruturas de vida e consciência mais elevadas. Neste nível, por exemplo, o pensamento é a ação e a ação o pensamento.

Grigori Grabovoi

•   Nossa consciência possui uma força criativa muito grande. Através da consciência acontecem processos criativos e controle do corpo físico. Nesse processo nossa alma é a estrutura que controla tudo.

•   Quando começamos a trabalhar com as técnicas do controle da realidade deveríamos ativar ao máximo todos os recursos internos.

•   Durante a concentração mantenha permanentemente o objetivo que quer alcançar na sua memória. Isso pode ser a realização de um acontecimento desejado, inclusive a eliminação de uma doença.

•   Você se concentra para criar os acontecimentos necessários da mesma forma como o Criador o faz.

•   Durante a concentração sinta que a luz da sua alma, que sai pelo terceiro olho, ilumina fortemente o objeto da concentração. Isso aumenta o efeito através do controle da realidade.

Métodos do trabalho com o livro de Grabovoi „Regeneração do Organismo humano através de Concentração em Números"

Números não são apenas sinais matemáticos, mas também energia do Criador. Através do trabalho com um único número ou uma sequência numérica, pode acontecer a cura.

Por exemplo, pode-se escolher do livro de Grabovoi uma sequência numérica correspondente a uma doença para ajudar durante o processo de cura. Coloque a doença numa esfera, reduza-a mentalmente até o tamanho da cabeça de um fósforo, receba a vibração curativa no corpo e a deixe agir durante um tempo.

Também é possível imaginar os números e sequências numéricas em luz variável e em cores variáveis.

Todos os exercícios de concentração devem ser feitos num estado de inspiração, ou seja, a pessoa deve estar num estado espiritualmente elevado ou de oração.

Normalização do peso corporal

1. Coloque a sequência numérica 4812412 (sobrepeso) em uma pequena esfera.

2. Comprima essa esfera até o tamanho de um ponto e a coloque mentalmente dentro do abdome

3. Coloque agora a sequência numérica 1823451 (doenças metabólicas) numa outra esfera e a coloque mentalmente dentro da hipófise.

Regeneração da capacidade visual

Primeira variação:

1.   Coloque a sequência numérica reguladora para a capacidade visual 1891014 (doenças dos olhos) na esfera.

2.   Reduza a esfera ao tamanho de uma bola de tênis e a coloque mentalmente dentro de sua cabeça.

3.   Tire os óculos e visualize uma luz prateada-esbranquiçada que vem da esfera e ilumina seus olhos como se fosse um holofote.

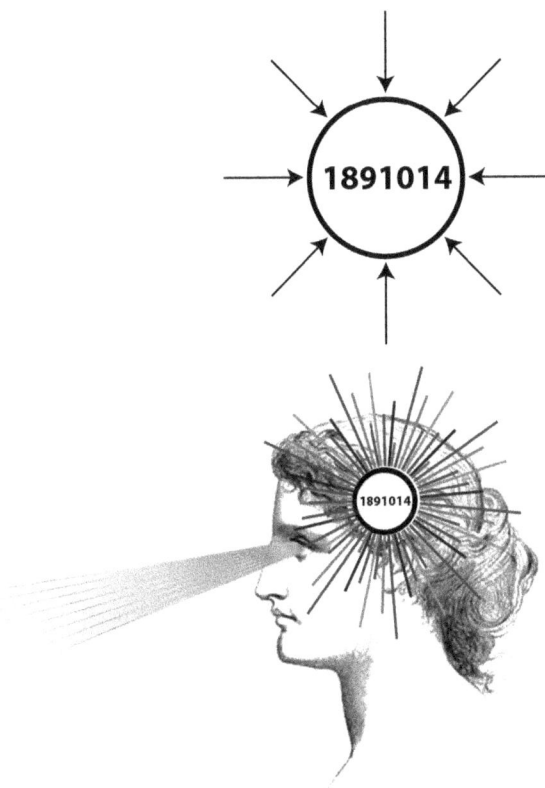

Variação dois:

Coloque uma célula de salvação (veja „gerar células de salvação"), independentemente da forma da doença do seu olho, para dentro do globo ocular e multiplique as células de salvação em sentido horário.

Dessa forma, as células enfermas estarão sendo abastecidas através das células de salvação, as quais ajudam a regenerar a capacidade visual normal.

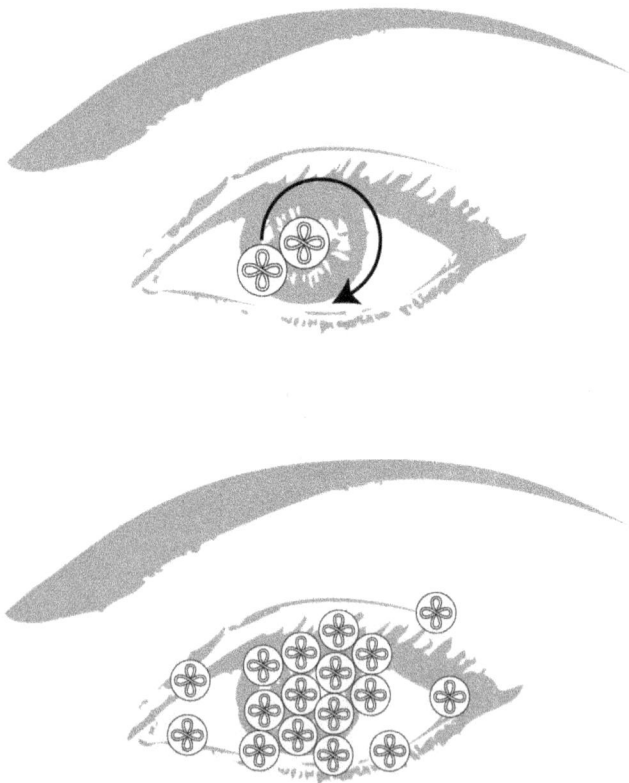

Tecnologia para o rejuvenescimento

1.) Concentração numa foto

Pegue uma foto sua onde você é jovem e feliz e segure-a na sua frente na altura dos olhos. No espaço entre seu rosto e a foto, na altura da testa, você vê as seguintes sequências numéricas concentrando-se nelas:

2145432 e 2213445

Além disso, você pode iluminar essas sequências numéricas com uma luz prateada-esbranquiçada. Se for mais confortável você pode escrever os números na foto, um pouco acima da cabeça. Durante a concentração lembre-se dos momentos mais felizes na sua juventude e no presente e visualize momentos felizes no seu futuro. Esse exercício pode ser repetido várias vezes durante o dia até que essa visualização se fixe na sua consciência.

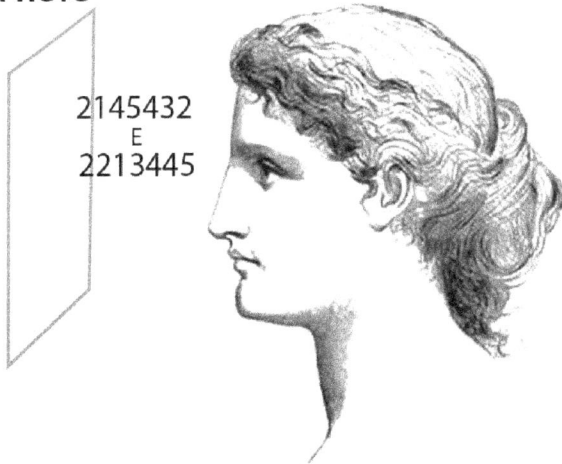

2.) Concentração em plantas

$$1234814 \qquad e \qquad 1421384$$

Coloque mentalmente cada número em cima das folhas de uma árvore ou de uma planta, ou em cima de um galho de uma árvore. Você se visualiza com uma aparência que lhe agrada mais no lado direito da planta ou da árvore.

Nesse método usamos o método do espelhamento. O sentido é o seguinte: Concentre-se numa planta. Ela pode ser física na forma como ela existe na realidade externa. Nesse caso, você pode simplesmente olhar para ela durante a concentração. Você também pode visualizar a planta na sua mente. Nesse caso você se concentra na figura da planta. Durante a concentração na planta escolhida imagine que a luz que está sendo espelhada pela planta está gerando o resultado desejado. Ou melhor: Você não só visualiza o resultado, você vê isso na „realidade" na sua frente, você constrói isso na „realidade" na sua frente. Isso ajuda a harmonizar o resultado. Nesse processo ajuda também se a planta já existe nesse mundo harmonicamente.

3.) Concentração em pedras

$$8275432 \qquad e \qquad 8223745$$

Projete essas sequências numéricas em pedras e imagine-se paralelamente saudável, jovem e feliz.

A concentra em cristais ou pedras - ou apenas num pequeno grão de areia - já é suficiente. Na hipótese de você escolher uma pedra: Imagine uma esfera ao redor dessa pedra enquanto você se concentra nela. Essa é a esfera informativa. Agora você vê com seu olho espiritual todos os acontecimentos e resultados desejados nessa esfera. Você simplesmente coloca os resultados desejados dentro dessa esfera.

(Fonte: Grigori Grabovoi „Exercícios de Concentração",
ISBN: 978-3-9811098-2-5)

21

Métodos para o trabalho com números

Trabalhando com uma situação determinada falamos da „norma". Porém, o que é norma? É muito importante estar sempre consciente do seguinte:
A norma é um desenvolvimento harmônico, a salvação geral, o estado da eternidade e o estado de amor - tudo conforme a norma da Criação (do Criador).

Tecnologia 1:
Extração de um resultado/acontecimento/meta de um número

a)   Visualize um número como se fosse uma forma espacial. Você mesmo escolhe o número (por exemplo o número 1):

Agora você escreve mentalmente nesse número a informação sobre um acontecimento, um resultado ou uma meta que você quer alcançar.

Em seguida comprima essa estrutura por todos os lados até chegar ao tamanho de um ponto. Esse processo de compressão leva ao resultado desejado e ele aparece na realidade.

b)   Se você tem dificuldade de visualizar pode usar o seguinte método:
Pegue uma folha de papel, desenhe o número como se fosse um gráfico e escreva seu resultado desejado dentro do número (veja ilustração: „informação").

Em seguida você amassa o papel como uma pequena bola. O resultado é o mesmo: O resultado está sendo espremido e se manifesta.

Uma vez inicializado o processo da „Normalização", ele continua automaticamente. Essa é a chave!

Obviamente você deve fazer isso da mesma forma como o Criador o faz - uma única vez para sempre (assim Ele criou o mundo). Por isso, conscientize-se de que você também está fazendo isso uma única vez para sempre.

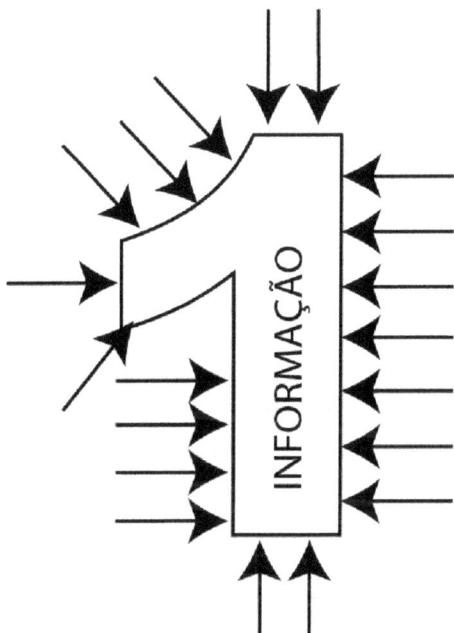

Pergunta: *Usando as sequências numéricas de Grabovoi em diversas doenças em que deveríamos nos concentrar?*

Resposta: *Você não se concentra na doença, mas na norma que significa, naquela informação que leva ao estado da norma (da Criação). Em princípio, essa norma está dentro das sequências numéricas, pois os números em si são eternidade e norma. Isso significa que a vida é eterna, o desenvolvimento é harmônico e a salvação é geral.*

Grabovoi direcionou seus ensinamentos sobre a salvação e o desenvolvimento harmônico conforme a norma da Criação e, por isso, cada sequência numérica carrega a informação da Criação. Por isso, concentre-se na norma!

Tecnologia 2:

O controle de acontecimentos com a ajuda do número oito (8)

Dividindo o número oito em dois níveis, um nível superior e um inferior, (isso pode ser feito com todos os números, mas o oito é o melhor), coloque na parte superior o estado da norma do Criador conforme os ensinamentos de Grabovoi, e na parte inferior a solução de um trabalho, uma meta, um resultado desejado. Para que o acontecimento possa ser realizado, escreva na parte inferior oito números:

• O número **um** (1) representa o **início da ação** (nossa decisão para fazer) para que o acontecimento receba um efeito positivo.

• O número **dois** (2) representa a **ação em si** (para nossa atividade em conexão com isso), no sentido de uma ação determinada.

24

- O número **três** (3) representa o **resultado da nossa ação** (para o resultado desejado da nossa atividade), o êxito no sentido da norma da Criação.

- Do número **quatro** (4) até o número **nove** (9) representa o **desenvolvimento dos acontecimentos** („processos difusos") no âmbito da nossa atividade, pois pode acontecer de precisarmos seguir vários passos, ou realizar ações variadas no decorrer da nossa atividade, para alcançar a meta determinada. Isso depende da correlação da pessoa, de seus aspectos internos e externos, da forma de ser da pessoa, das suas circunstâncias de vida.

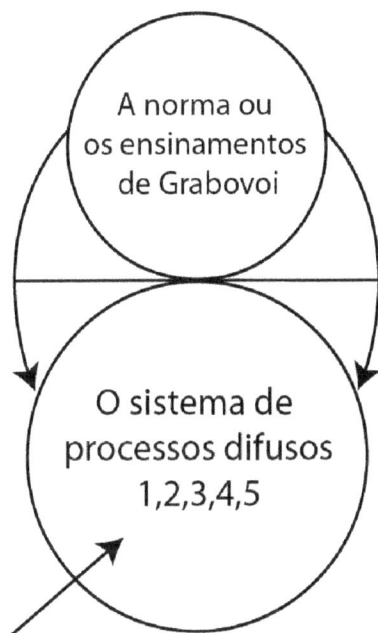

A norma ou os ensinamentos de Grabovoi

O sistema de processos difusos 1,2,3,4,5

Exemplo: Tirar carteira de motorista.

Na parte superior do 8 escrevemos „norma" (conforme a Criação) sem conhecer exatamente esse estado da norma.

Na parte inferior escrevemos 1) conforme nosso desejo „quero fazer a carteira de motorista", 2) para isso preciso fazer „aulas de direção e a prova" e 3)"eu tenho a carteira de motorista". Além disso anotamos os números 4) até 9) para outros passos eventualmente necessários. Dessa forma desativamos a variação de incerteza e podemos começar relaxadamente.

Tecnologia 3:
Concentração sobre o número três

Essa tecnologia baseia-se na nossa lógica e na percepção nítida da realidade, quando sabemos exatamente que o futuro existe. Depois de ter construído uma linha lógica, você gerou um acontecimento no nível lógico.

Você se prepara determinadamente para o resultado de uma atividade. Você sabe exatamente qual resultado vai alcançar sem conhecer ainda os passos detalhados até lá. Você sabe que o número três contém a lógica de uma atividade anterior qualquer. Assim, você é capaz de normalizar qualquer situação. O resultado será de tal forma que fornecerá certos conhecimentos em relação ao resultado desejado.

A concentração no número três gera variações do desenvolvimento lógico. Dentro do número três a lógica do Criador encontra a lógica do ser humano.

Exemplo: Você planeja uma viagem de férias.

Você planeja sua viagem até o momento em que você volta com saúde e feliz para casa depois das férias maravilhosas, e sua vida continua se desenvolvendo positivamente. Isso significa que você se concentra no resultado lógico das suas férias: no repouso, e, em seguida, na continuidade das vivências de novas metas.

Métodos para o controle da realidade
sobre cores dos elementos da percepção

A cor tem uma característica que corresponde mais aos aspectos do ser humano, pois a cor é percebida como uma grandeza infinita. Quando o ser humano trabalha com cores, ele realmente influencia o sistema infinito das correlações no nível informativo. A „linguagem" da cor é um instrumento confiável para o autoconhecimento do ser humano. Nosso comportamento, nosso estado, nossa saúde e nosso humor dependem do espectro das cores no nosso meio externo.

Um órgão enfermo ou em desarmonia pode voltar à norma através do efeito de cores sobre o organismo, ou seja, através da vibração da frequência correspondente.

A chave do método é que a cor que se apresentar mais atraente, fornecerá informações através dos „Ensinamentos da salvação e do desenvolvimento harmônico", segundo Grabovoi: Através da escolha de outras cores, além da primeira escolhida, vai realizar a meta do controle da realidade como se as cores se fundissem harmonicamente. Exatamente nesse momento a norma dos acontecimentos estará sendo realizada.

A tecnologia:

Concentração numa cor escolhida

Concentre-se e coloque ao seu lado esquerdo uma coluna de luz prateada-esbranquiçada que vai para cima. Conecte mentalmente o pilar da luz com os „ensinamentos sobre a salvação e do desenvolvimento harmônico" segundo Grabovoi.

Coloque ao seu lado direito uma coluna de luz de cor clara qualquer (por exemplo, dourada, lilás, rosa), coloque mentalmente uma tarefa especificamente formulada, ou um problema nessa coluna (por exemplo, a transformação de uma situação). Denomine prazos e possíveis variações para a solução dessa tarefa. Concentre-se e visualize as duas colunas indo para cima, para o infinito se fundindo. Elas formam um único raio de luz que contém as duas cores e que, por sua vez, brilha do alto para você.

„ Olhe ainda mais para cima quando as cores se misturam na luz que brilha do alto para você, essa luz possui uma estrutura que contém tanto a cor dos ensinamentos como também a sua própria cor. Preencha o espaço ao seu redor com essa cor, ou seja, promova também a solução dos problemas dos outros após ter resolvido o seu. No momento de visualizar as cores que vêm de cima, você percebe que realizou as metas de um controle, em relação ao seu exercício pessoal através da macro-salvação, através da salvação de todos.

No momento em que a luz de cima começar a fluir mais rapidamente pense imediatamente de que forma você poderia transmitir esse conhecimento, ou seja, você controla determinadamente a transferência do conhecimento. Sua transferência deverá ser permanente, você deverá estar seguro de que fez tudo

29

corretamente para a solução do seu objetivo. Posicione esse objetivo também no seu lado direito e você não vai perceber o espaço ao seu redor, porque você está trabalhando em primeira linha dentro do sistema mental."

Grigori Grabovoi

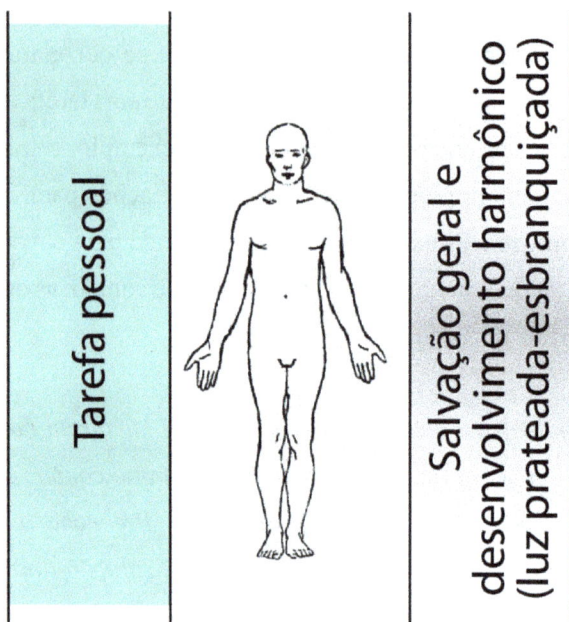

Imagem 1

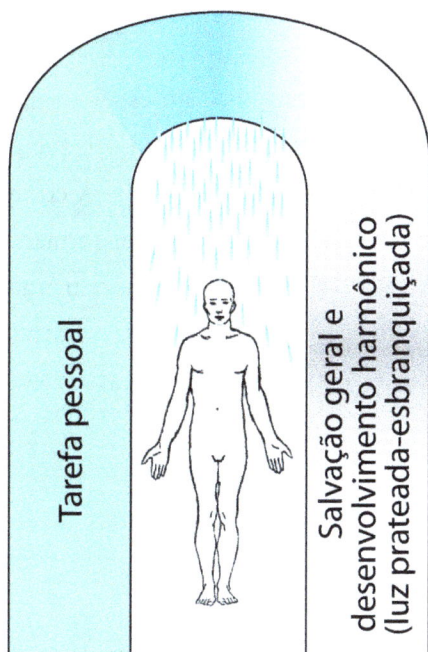

Imagem 2

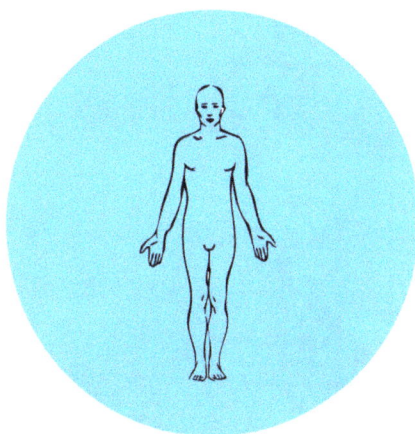

Imagem 3

Concentração sobre as cores do arco-íris

Para eliminar uma doença, concentre-se no espectro das cores do arco-íris olhando para cada cor na sequência. Escolha a cor que chama mais atenção e concentre-se durante três a cinco minutos nela. A cor que lhe chama mais atenção vai influenciar o órgão respectivo e transformar a frequência da sua vibração. A cor vai devolver o estado da norma para o órgão. Concentrando-se em uma cor específica que você gerou através da sua percepção, a informação dessa cor se transfere para o órgão enfermo e assim você pode curar esse órgão.

„É necessário se concentrar a partir das 22h várias vezes no período de uma hora."

Grigori Grabovoi

Diagnóstico com a ajuda da cor branca

Dentro do ser humano existe um centro informativo que está no nível celular em correlação com as informações do micro e macro nível. Em cada célula acontecem certos micro-processos determinados pela estrutura funcional da própria célula, e existe uma correlação entre a célula com seus segmentos, e com todo o meio externo.

Dividindo a célula elementar em um milhão de elementos, cada elemento coopera com todo o meio externo e com cada elemento do organismo. Cada elemento da célula pode ser dividido novamente em um milhão de elementos. Assim, a impressão de um vácuo de luz é gerado, ou seja, aparece uma cor branca que corresponde à norma primordial.

A fonte de qualquer doença, por exemplo, formação de tumores, também está sendo determinada pelo espectro da luz. Observando o organismo na sua imaginação diante de um fundo com a estrutura de cor branca, qualquer outra cor que apareça sempre indica uma alteração das informações no organismo. E essa alteração indica a existência de uma certa doença. O ser humano no seu estado primordial canônico, não tem doenças. Seu organismo é uma estrutura fechada. O corpo inteiro, todos os órgãos, todas as células do ser humano encontram-se na esfera informativa. Doença é uma informação que vem do externo. Em algum lugar na superfície externa da esfera informativa aconteceu um „ponto de perfuração" e as informações da doença penetraram no corpo.

Para um diagnóstico permanente aconselhamos o seguinte método:
„Concentre-se antes de dormir no lóbulo de sua orelha direita e programe-se para a percepção da cor branca. Cada desvio da cor branca no sonho pode

ajudar no controle sobre o estado de saúde sem qualquer esforço energético espiritual. "

Grigori Grabovoi

Distúrbios internos diminuem através do desenvolvimento espiritual.

Escolhendo várias cores, a pessoa pode autocurar-se, regenerar suas forças ou ajudar outras pessoas. Irá perceber a transformação, ou como a pessoa que você está ajudando é transformada. Vá para o nível emocional e sinta que cada situação tem seu próprio gosto, seu próprio odor, sua própria cor. Trabalhando e pensando positivo, suas vibrações positivas aumentarão.

1. Imagine as cores do arco-íris na sua sequência. Quando seu olhar se prender a uma cor, pode significar que você necessita dessa cor nesse momento. Concentre-se durante cinco minutos nessa cor, coloque essa cor dentro de você e preste atenção em como você se sente.

Use essa cor nas suas roupas.

Esse método é muito eficaz. Você perceberá o benefício de seu efeito quando praticar durante bastante tempo.

Controle dos acontecimentos
com a ajuda de ondas sonoras

Concentre-se numa meta coletiva e numa individual conforme a norma, ou seja, a „salvação geral e desenvolvimento harmônico" e envie essa informação correlacionada através de um sinal sonoro para o universo para se manifestar. Sons possuem uma característica eletromagnética e a ressonância se expande em forma de ondas até o infinito.

Exemplo: Estamos na natureza e escutamos o ruído do vento nas árvores. Direcionamos nossa concentração para a meta acima mencionada e enviamos a informação do nosso pensamento com as ondas sonoras que estão sendo produzidas pelas árvores movidas pelo vento, pelas folhas e galhos, para o universo.

A informação dos nossos pensamentos se expande e atua com força „infinita" no universo para regenerar a norma.

POR EXEMPLO: RUÍDO DE AVIÃO

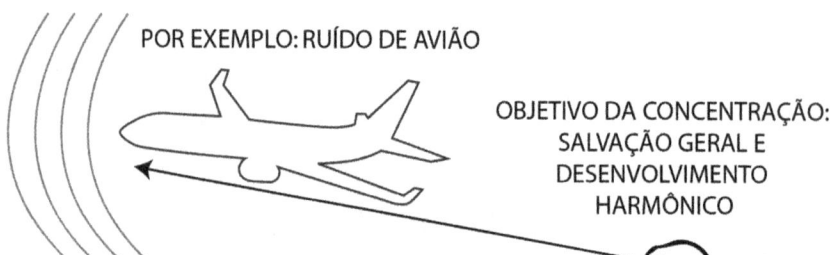

OBJETIVO DA CONCENTRAÇÃO:
SALVAÇÃO GERAL E
DESENVOLVIMENTO
HARMÔNICO

POR EXEMPLO: LATIDO DE CACHORRO

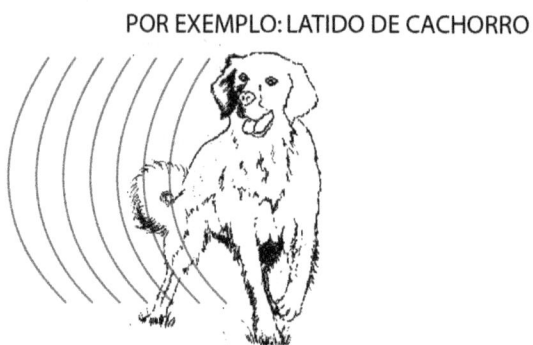

POR EXEMPLO: RUÍDO DA FOLHAGEM
DE UMA ÁRVORE

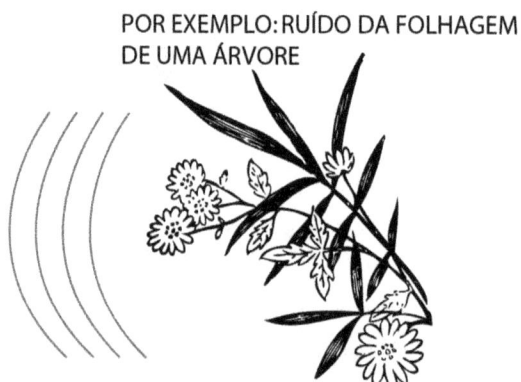

O trabalho com as esferas
e outras formas geométricas

O controle de acontecimentos com a ajuda do cone duplo

Construímos mentalmente um cone duplo equilátero (princípio do relógio de areia) com uma abertura no tamanho de um anel (conectando o indicador com o polegar). Concentramos num objetivo individual e enviamos a informação para dentro do lado direito do cone duplo. Paralelamente colocamos um 8 como sinal da eternidade no ponto da conexão entre os dois lados. Para ampliar o efeito iluminamos o oito com uma luz prateada-esbranquiçada. Nossa informação chega na parte do meio, ela está sendo transformada para a norma e sai do cone no lado esquerdo para dentro da realidade. A densidade da informação introduzida é igual a da informação que está saindo. Através do oito a transformação terá um efeito eterno. Após a transformação a construção do cone se dissolve automaticamente.

Cone direito: Entrada para acontecimentos que devem ser transformados (doença, dor, desemprego, relacionamentos problemáticos).

Cone esquerdo: Saída para a norma de acontecimentos transformados (saúde, bem-estar, um trabalho satisfatório, relacionamentos harmônicos).

Ponto de conexão: Lugar da transformação da informação introduzida para a norma.

37

Exemplo „Hipertensão":

O cone duplo encontra-se em um ângulo de 90° na nossa frente. Colocamos um oito (8) no ponto de conexão entre os dois lados iluminando-o com uma luz prateada-esbranquiçada. Giramos o cone duplo no sentido horário para nós, sendo que o lado funil direito se mostra em direção ao nosso corpo. Enviamos mentalmente a informação „hipertensão" para dentro desse funil („princípio do vácuo") e para o ponto de conexão onde acontece a transformação para a norma (="pressão sanguínea normal"). Paralelamente falamos mentalmente:

„Regeneração da pressão sanguínea
no nível celular para a norma do Criador."

A informação „pressão sanguínea normal" sai pelo funil oposto (esquerdo) com a mesma informação compactada espalhando-se no universo.

O cone duplo

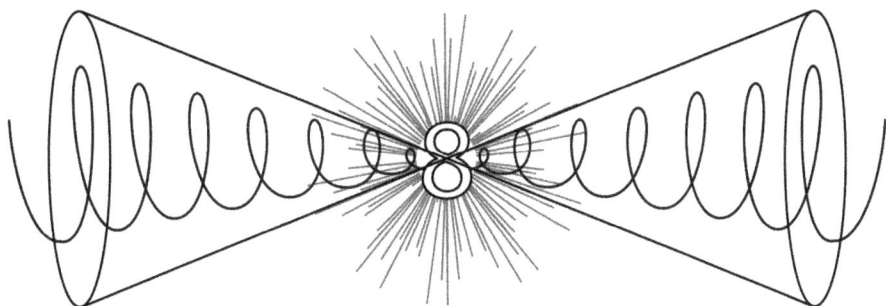

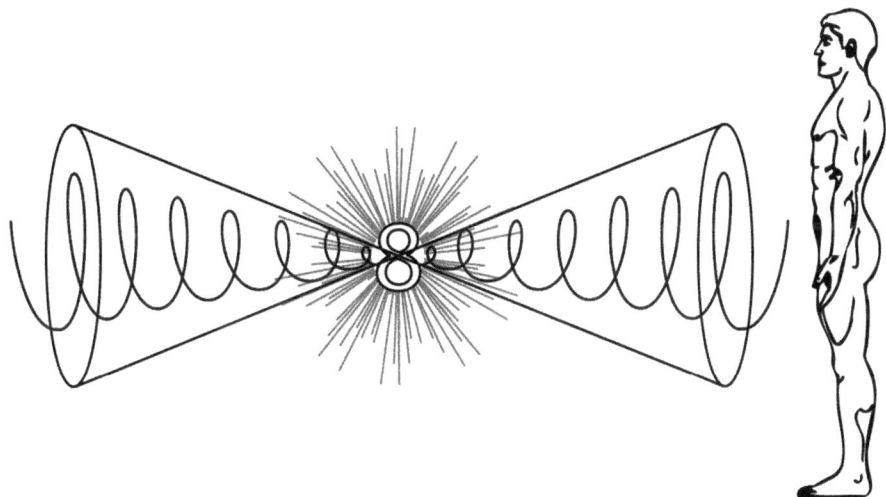

Formação (geração) de células de salvação

Imagine várias esferas ao seu redor.
Esses são os segmentos da consciência.

Na proximidade - os **segmentos da consciência próximos**
Um pouco distante - os **segmentos da consciências distantes**
muito mais distante - os **segmentos da consciência extremamente distantes**
(próximo à estrela polar).

Determine uma dessas esferas (segmentos) para ser a célula de salvação com matéria viva.

Um dos segmentos da consciência mais distante começa a brilhar como um ponto de luz forte.
Traga essa esfera mais próxima a você e comece a trabalhar com ela.

1.   Preencha a esfera com luz prateada-esbranquiçada.

2.   Coloque a palavra „célula de salvação" como também o símbolo da eternidade (8) e do infinito (∞).

3.   No caso de uma doença concreta, coloque a sequência numérica correspondente dentro da célula de salvação. Ilumine essa célula de salvação com uma luz violeta muito clara. Agora ela está pronta.

4.   Transfira essa célula com o objetivo de regeneração para dentro do órgão enfermo, vá guiando-a em sentido horário pelo órgão.

5. Observe como a célula viva de salvação começa a se multiplicar e regenerar o órgão - imagine que o órgão começa a brilhar com a cor violeta. Assim é o órgão saudável - A NORMA.

Agora imagine o órgão na sua cor natural (como pode ser visto, por exemplo, nos livros de anatomia).

Podemos fazer tudo no nível informativo - gerar ou vivificar algo, e essas informações descem até o nível corporal.

O melhor e mais efetivo horário para esse trabalho é entre 22:00 e 23:00h (horário de Moscou).

Nesse horário você pode contar, no nível informativo, com a ajuda de Grabovoi. Se não for possível trabalhar exatamente nesse horário, transfira essa janela de tempo para um horário mais cedo. Trabalhe o tempo suficiente até que você perceba que o órgão foi regenerado.

CÉLULA DE SALVAÇÃO

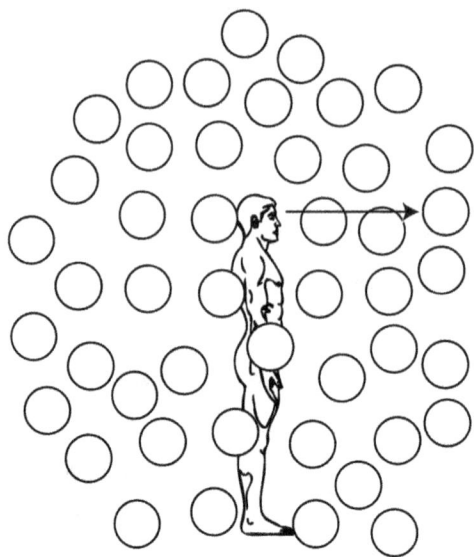

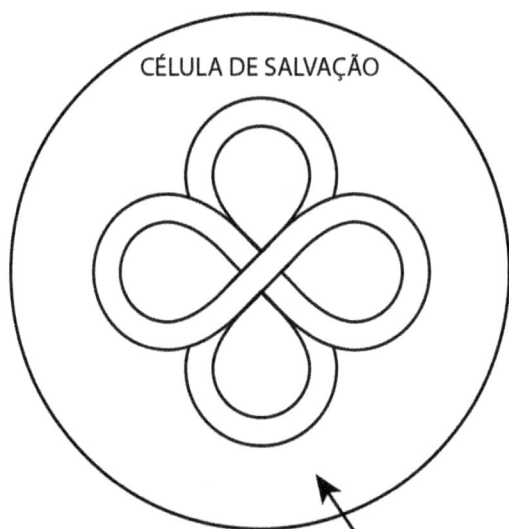

SEQUÊNCIA NUMÉRICA CONCRETA

Regeneração da coluna vertebral

1.   Concentração na coluna vertebral: Em toda sua extensão escrevemos mentalmente com luz a palavra **„NORMA"**, para ajudar o processo geral de cura.

2.   Colocamos mentalmente ao lado da articulação do quadril direito uma esfera de luz (esfera 1) e escrevemos dentro dela a informação **„regeneração total da minha coluna vertebral"**. Agora podemos ver uma conexão clara luminosa entre essa esfera e a „norma" escrita na coluna vertebral, porque a informação brilha claramente da esfera por todo nosso corpo em direção à „norma". (Como problemas com a coluna vertebral geralmente são problemas do organismo inteiro, sentimos que o brilho da luz envolve e regenera todo o nosso corpo físico).

3.   Colocamos mais uma esfera de luz (esfera 2) com a mesma informação **„regeneração total da minha coluna vertebral"** escrita na articulação do joelho direito. Novamente é gerada uma conexão brilhando claramente dessa esfera com a „norma", escrita na coluna vertebral. O brilho da luz com a informação respectiva sobe do joelho pela coxa, por todos os órgãos, até a „norma" na coluna vertebral.

4.   Em seguida imaginamos uma terceira esfera (esfera 3) ao lado direito da nossa articulação tíbio-tarsiana, porém, dessa vez com a informação **„regeneração total do meu organismo"**. Essa esfera será preenchida por uma luz prateada-esbranquiçada.

Falamos mentalmente:

„Regeneração total do meu organismo para a norma do Criador!"

Um forte brilho repleto da informação da esfera começa sair da articulação tíbio-tarsiana, sobe pela perna e pela coxa até o corpo. Ele abrange os órgãos sexuais, o sistema digestório, o fígado, o baço, os rins e o pâncreas. Também os pulmões recebem plenamente esse brilho. O brilho se conecta com a „norma" escrita na coluna vertebral e continua subindo através da tireóide e o pescoço até o cérebro, e vai para a hipófise. Essa recebe o brilho tão fortemente que no centro do cérebro é gerada uma pequena esfera prateada-esbranquiçada exatamente onde o crânio começou a se desenvolver.

5.   Agora sai do nosso hemisfério cerebral direito um arco iluminado para o hemisfério cerebral esquerdo. A informação sobre como devemos manter nosso corpo saudável está localizada no hemisfério cerebral direito.

6.   O hemisfério cerebral esquerdo começa a „processar" a informação recebida e a transfere para todo o sistema endócrino. Esse sistema, que é responsável pelo controle de todo nosso sistema metabólico, produz os hormônios necessários para regenerar nosso corpo totalmente, inclusive para rejuvenescê-lo. Agora nosso corpo está funcionando conforme a Norma do Criador.

7.   Registramos a data atual e a hora, e enviamos essa informação - a partir de agora - para o infinito.

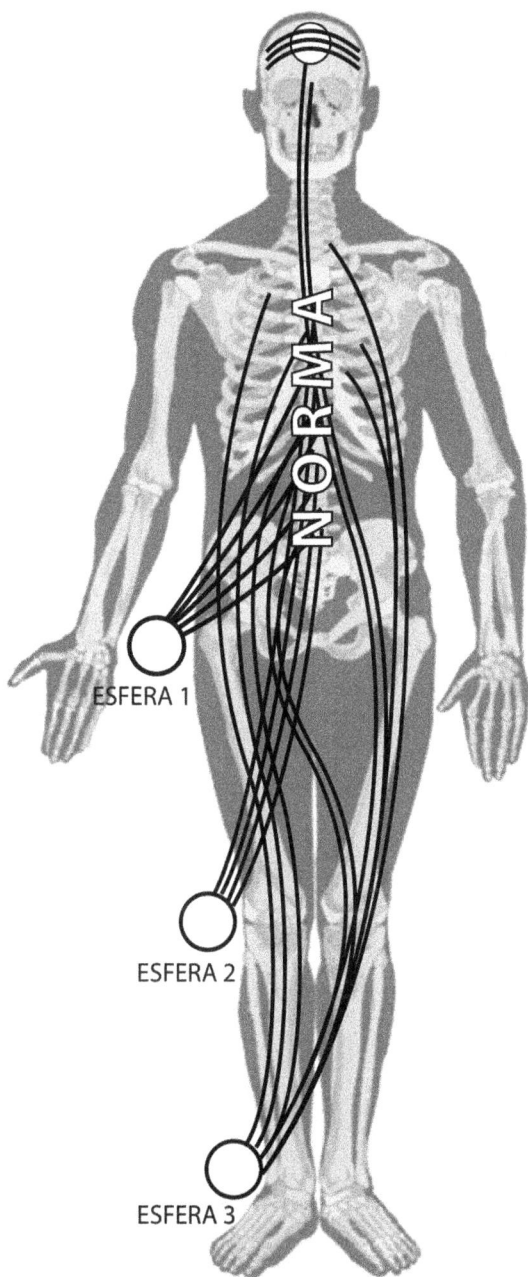

NORMA

ESFERA 1

ESFERA 2

ESFERA 3

O TRABALHO COM A COLUNA VERTEBRAL

Método para a harmonização nos negócios

-    O número para a normalização da situação financeira é: 71427321893

E o número para a solução de perguntas gerais e problemas é: 212309909

Durante a concentração envolva-se com essas sequências numéricas: coloque na sua carteira, no seu passaporte ou seus documentos. Imagine essas sequências numéricas no seu escritório ou na sua casa.

Método para a solução de várias situações

Aproximadamente 50 cm em frente do seu corpo encontra-se um pilar composto de luz espiritual que carrega todas as informações sobre a Criação.

•   Verbalize:

„Salvação geral e desenvolvimento harmônico!"

•   Em seguida imagine detalhadamente uma situação ou um acontecimento que se queira alcançar ou harmonizar em sua vida.

•   Instalo essa informação mentalmente dentro do fluxo de luz do Criador (aproximadamente 50 cm em frente do corpo) e inclino esse fluxo de luz com a informação até que fique em forma de um arco, sendo que o centro da minha informação flui para o ponto mais alto do arco.

•   Seguro a informação no momento da minha concentração nesse lugar e a solto em seguida, relaxando o arco e enviando minha informação com meus desejos para dentro do fluxo de luz do Criador.

•   Dessa forma minha informação estará sendo transportada como um raio e transformada num resultado.

IMAGEM 1   IMAGEM 2

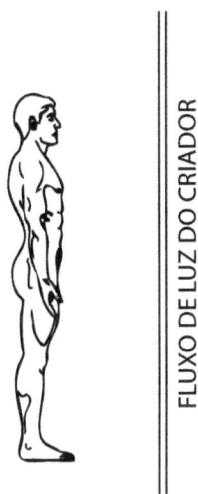

FLUXO DE LUZ DO CRIADOR

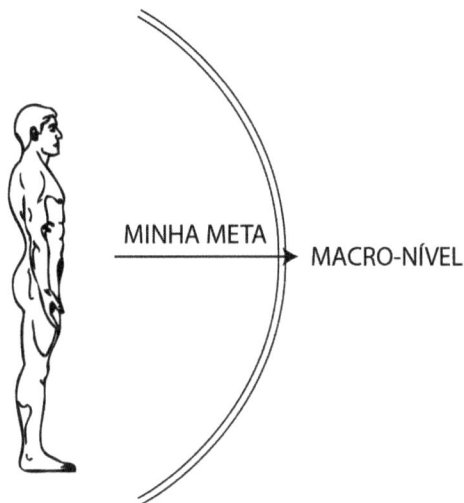

MINHA META   → MACRO-NÍVEL

Tecnologia para resolver problemas

Todos os problemas da pessoa têm um ponto de concentração que está localizado 2 cm em frente ao corpo físico na altura do terceiro olho. Trata-se de uma esfera com um raio de 2 cm.

Nessa esfera encontra-se a fonte informativa dos problemas. Ela é o ponto de compactação de todos os problemas. Algumas pessoas dizem que seus problemas estão causando dor de cabeça e, instintivamente, esfregam a testa. Esse processo da compactação do problema realmente pressiona a estrutura corporal do ser humano. Além disso, ele tem mais uma esfera: o centro informativo superior. Essa esfera possibilita controlar esses problemas e está localizada verticalmente acima da cabeça, com uma distância de aproximadamente 2 cm. O raio dela é de 5 cm e é composta de sete segmentos. O primeiro segmento está direcionado para o nariz. Juntando a informação correspondente ao problema com a informação desse segmento, o problema se dissolve.

Podemos usar essa técnica quando temos pouco tempo para resolver um problema.

Essa tecnologia não somente possibilita se livrar de problemas, mas também a entender o sentido deles. Quando entendemos o que está acontecendo ou o que aconteceu, podemos avaliar novamente nossas ações, nossos pensamentos e pontos de vista e começar a pensar de forma diferente.

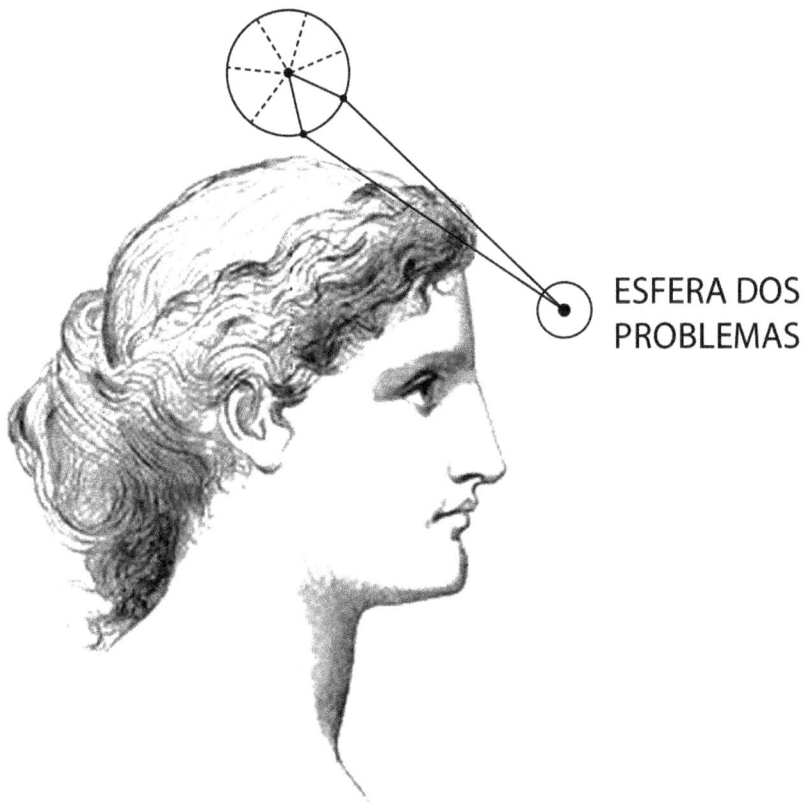

ESFERA DOS PROBLEMAS

Regeneração de órgãos duplos

1. Estendemos nossos braços para a frente com as palmas viradas uma de frente para a outra.

2. Primeiro concentramos no indicador da mão esquerda.

3. Em seguida transferimos conscientemente (olhando do indicador direito para o indicador esquerdo) um impulso para o indicador direito.

4. Depois continuamos transferindo o impulso:

a)   do indicador direito para o dedo mínimo esquerdo
b)   do dedo mínimo esquerdo para o dedo mínimo direito
c)   do dedo mínimo direito para o anular esquerdo.

Sinta o que acontece no seu corpo. Você alcançou um estado de comando mental!

5. Agora você transfere o impulso para o indicador da mão direita.

Durante esse exercício estão sendo geradas novas células, o rejuvenescimento e/ou a regeneração de órgãos duplos começa, e, além disso, a função das células cerebrais está sendo ativada.

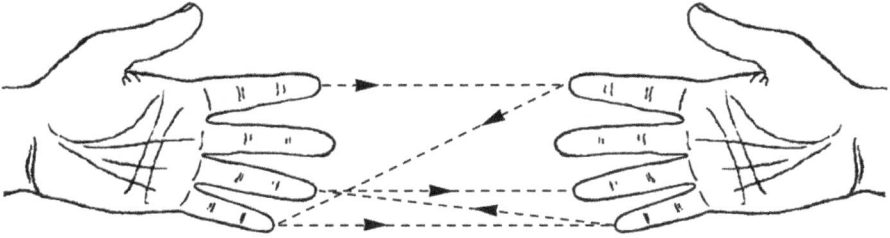

MÃO ESQUERDA   **MÃO DIREITA**

MÃO ESQUERDA   **MÃO DIREITA**

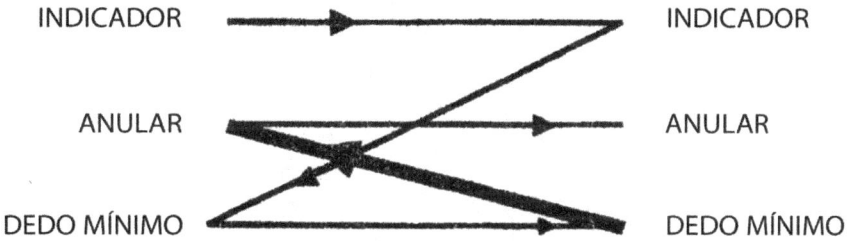

INDICADOR		INDICADOR
ANULAR		ANULAR
DEDO MÍNIMO		DEDO MÍNIMO

Diagnóstico através da concentração
em certos segmentos corporais

Para poder „escanear" o organismo através da observação visual, dividimos primeiramente o corpo em 10 segmentos singulares. Esses segmentos correspondem aos dez dedos das mãos. Dividimos o organismo mentalmente em dez partes começando no dedo mínimo esquerdo e nas pernas, e terminando com o dedo mínimo direito e a parte superior da cabeça (veja ilustração).

Em seguida concentramos nos dedos das mãos. O primeiro dedo que sentirmos alguma sensação (formigamento, calor, vibração, reação na pele, atenção geral) será o dedo da concentração. Comparamos com o gráfico e transferimos nossa concentração para o segmento correspondente no organismo, conforme mostrado no gráfico.

Detalhando cada vez mais podemos determinar um órgão, uma célula ou um microelemento nesse segmento. O dedo que nos transmite alguma sensação espelha uma alteração da parte correspondente no corpo.

Através dessa concentração podemos fazer um diagnóstico no nível informativo. Esse exercício pode ser feito, por exemplo, profilaticamente uma vez por semana.

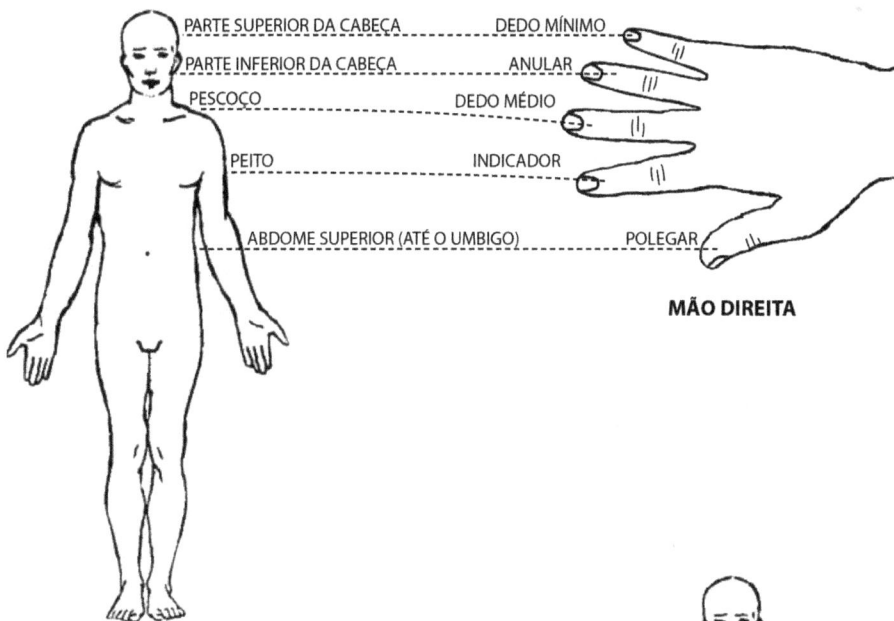

PARTE SUPERIOR DA CABEÇA — DEDO MÍNIMO
PARTE INFERIOR DA CABEÇA — ANULAR
PESCOÇO — DEDO MÉDIO
PEITO — INDICADOR
ABDOME SUPERIOR (ATÉ O UMBIGO) — POLEGAR

MÃO DIREITA

IMAGEM 1

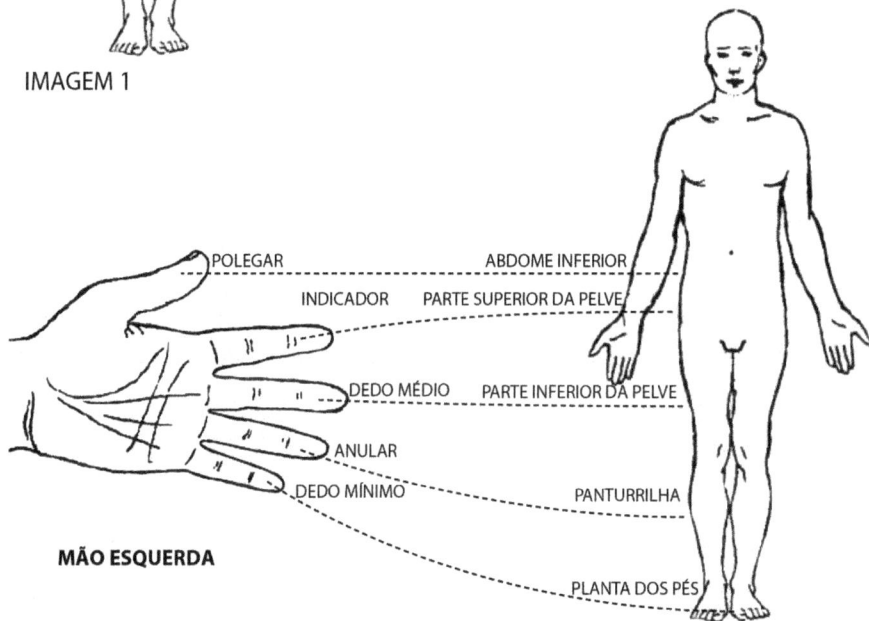

POLEGAR — ABDOME INFERIOR
INDICADOR — PARTE SUPERIOR DA PELVE
DEDO MÉDIO — PARTE INFERIOR DA PELVE
ANULAR
DEDO MÍNIMO — PANTURRILHA
PLANTA DOS PÉS

MÃO ESQUERDA

IMAGEM 2

Método de proteção

Transformação da realidade antes que a clarividência fixe um problema no futuro. Devemos visar sempre a „norma" ou a transformação da informação para a „norma", dentro do sistema da „salvação geral ..." segundo Grabovoi, em relação a qualquer doença, a qualquer situação que possa acontecer na nossa vida e que queremos transformar.

Existe o princípio do trabalho com a consciência que se baseia na criação de segmentos parciais de esferas (1/3 esfera), que podem refletir a possível informação negativa. Assim, possíveis informações negativas podem ser „eliminadas" antes da sua realização.

Descrição:

• Imaginemos uma esfera em forma de uma bola de futebol, por exemplo. Dividimos esse „futebol" mentalmente em três partes iguais (veja gráfico). A superfície interna dessas partes reflete a informação negativa.

• Usamos duas partes colocando-as de tal forma nos nossos joelhos que os reflexos dos lados internos mostram-se para fora.

• O sinal de uma informação chega primeiro na altura dos nossos joelhos onde colocamos os refletores. Em seguida recebemos a informação transformada para a norma, ou seja, a informação transformada para a norma chega ao nosso cérebro.

Explicação:

Através do movimento das nossas pernas chegamos no futuro, sendo que os joelhos flexionados chegam primeiro no futuro. Por isso recebemos a informação que sempre vem do futuro, chegando inicialmente no nível dos joelhos.

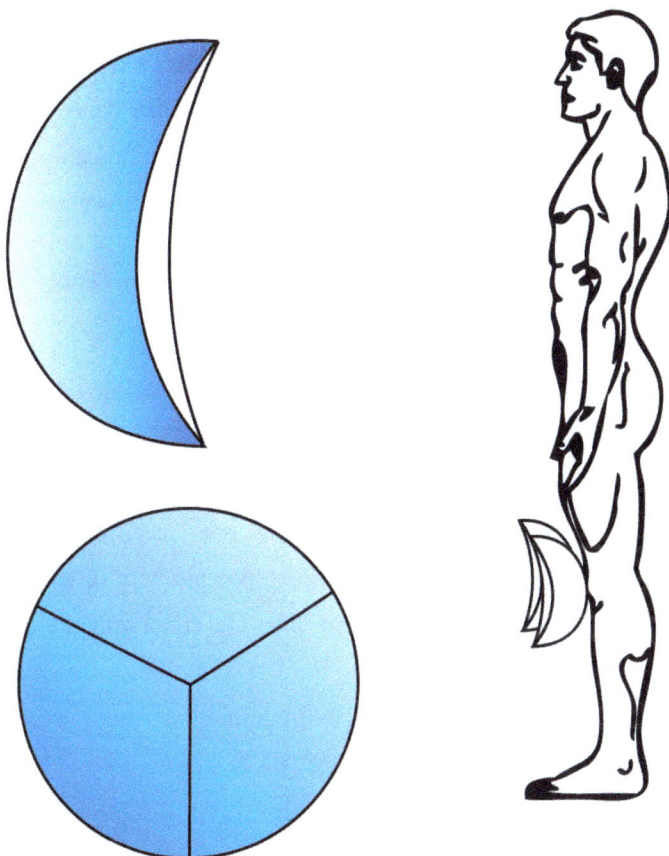

Grigori Grabovoi

Grigori Grabovoi nasceu no dia 14 de novembro de 1963, em Bogara, um vilarejo no Distrito de Kirov (Cazaquistão). Estudou e concluiu em 1986 o curso de mecânica na Universidade Federal de Tashkent (Faculdade de Matemática Aplicada e Mecânica).

É membro da Academia Internacional da Informação e da Academia Russa de Ciências. Trabalhou algum tempo como conselheiro da Aviação Federal Russa. Ele escreveu vários livros sobre o descobrimento do campo criativo da informação que engloba cada objeto informativo, e modelos em cada lugar no contínuo do espaço e do tempo.

Ele descobriu também métodos para converter a informação de qualquer gênese em formas geométricas conhecidas, como também princípios e diagnóstico à distância e de regeneração. Além disso, ele possui uma capacidade extraordinária e única de clarividência e premonição, e possui vasto conhecimento sobre métodos de cura. Através de sua clarividência, resolve problemas científicos. „Examinou" centenas de aviões, a estação espacial „Mir" e a nave espacial „Atlantis". Seus resultados estavam em absoluta concordância com exames posteriores realizados por mecânicos. Realiza trabalhos com o objetivo de evitar catástrofes através de um desenvolvimento construtivo, e explica como se pode controlar objetos para a salvação.

O SVET-Center para tecnologias mentais
(Private Academy for the Human Being)

O objetivo e o trabalho do Centro é a divulgação dos ensinamentos de Grigori Grabovoi sobre a salvação e o desenvolvimento harmônico eterno de todos os seres humanos.

O SVET transmite conhecimento sobre alma, espírito e consciência.

Baseando-se nos ensinamentos sobre a „salvação geral" estão sendo transmitidas tecnologias para a reconexão do ser humano com o Criador ultrapassando todas as estruturas.

Estão sendo transmitidas tecnologias espirituais/ mentais para a compreensão sobre a construção do corpo físico eterno. Em princípio, qualquer ser humano pode aprender as tecnologias apresentadas.

O Centro oferece cursos avançados e correção da saúde através desse conhecimento.

O SVET ensina a ver os princípios dos acontecimentos ao nosso redor, e recuperar, de forma autônoma, a nossa saúde. Pois, do nosso ponto de vista, não existem doenças incuráveis.

Svetlana Smirnova

A neurologista e médica homeopata Svetlana Smirnova nasceu em Omsk (Sibéria). Concluiu a Faculdade de Medicina Federal e trabalhou em seguida durante dez anos como médica no departamento neurológico da Clínica Federal em Omsk. Em 1995 radicou-se em Hamburgo/Alemanha e fundou junto com Sergey Jeletzky o SVET-Center para tecnologias espirituais-mentais. Ela transmite seu conhecimento em seminários e workshops no mundo inteiro.

Sergey Jelezky

É pintor de arte diplomado e designer, estudou na Escola Superior de Tecnologia em Omsk e trabalhou em seguida em seu próprio atelier em Omsk e em Hamburgo. Junto com Svetlana Smirnova, estudou no „Fond A.N. Petrov" (escola de clarividência), „Geovozager" (estruturação da consciência*), no Centro de tecnologias mentais-espirituais „A Esperança", N.A. Koroleva e W.A. Korolev, no Centro de tecnologias mentais-espirituais „Arigor", I.W. Arepjev* (*Moscou).

Fonte de literatura:

- „Exercícios de Concentração", , Grigori Grabovoi
ISBN: 978-3-9811098-2-5

- „Regeneração do organismo humano através da concentração em números", Grigori Grabovoi
ISBN: 978-3-9811098-4-9

- „Sistema unificador do conhecimento", Grigori Grabovoi
ISBN: 978-3-942791-01-4

- Palestras de Grigori Grabovoi

Como se trata aqui de temas relacionados à saúde informamos expressamente que esses controles não são „tratamentos" no sentido convencional e não limitam ou substituem de maneira alguma o tratamento médico.

Em caso de dúvida siga as informações do seu médico ou do farmacêutico de sua confiança.